FISTULES

DE LA

PAROTIDE & DU CANAL DE STÉNON

(Traitement nouveau)

PAR

Le Dr Jules TUSSAU

———— ✳ ————

LYON

IMPRIMERIE A. WALTENER ET Cie

14, Rue Belle-Cordière, 14

——

1885

FISTULES

DE LA

PAROTIDE & DU CANAL DE STÉNON

(Traitement nouveau)

FISTULES

DE LA

PAROTIDE & DU CANAL DE STÉNON

(Traitement nouveau)

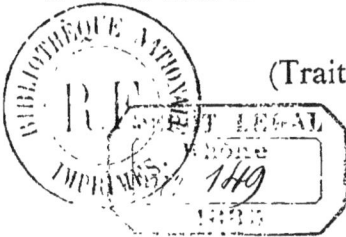

PAR

Le Dr Jules TUSSAU

LYON

IMPRIMERIE A. WALTENER ET Cie

14, Rue Belle-Cordière, 14

1885

PRÉFACE

C'est dans le cours d'une de nos suppléances
d'internat, au service de M. Mollière, chirurgien-
major de l'Hôtel-Dieu, qu'il nous a été donné
d'observer un de ces cas, que l'on est encore à
compter dans la science, de fistule parotidienne.
L'ingénieuse application clinique que fit notre
chef de service de la découverte de Claude Bernard (influence des matières grasses sur les sécrétions glandulaires) nous fit suivre la malade
avec une attention spéciale et nous inspira le
sujet de cette thèse inaugurale.

Peu après, et toujours dans le même service,
nous avions la bonne fortune de retrouver un
second cas du même genre. Ce fut une obser-

vation de plus à l'appui du traitement que nous préconisons dans ce travail.

Si, d'une part, l'on examine l'attention plus particulièrement portée jusqu'ici sur les fistules dites du canal de Sténon, plutôt que sur les trajets fistuleux, pénétrant un peu partout dans le parenchyme glandulaire; d'autre part, l'ensemble des moyens de traitement qui ont cours actuellement et dont les plus efficaces sont au bénéfice des fistules du canal lui-même, on s'expliquera nos sympathies pour un nouveau traitement d'origine essentiellement lyonnaise et expérimentale, applicable à tous les cas, simple dans son application et ne faisant courir au malade aucun des dangers que l'on avait à craindre souvent.

Nous sommes pourtant loin de faire du procédé nouveau une panacée à tous les cas pris indistinctement. Nous leur préférons les fistules de la glande intéressant dans leur excrétion un nombre de lobules plus ou moins considérables, les *fistulettes*, s'il nous est permis de nous exprimer ainsi, qui ne sont ni les plus rares, ni quoi qu'en aient pu dire certains auteurs, toujours très faciles à fermer.

D'autre part, dans cette étude dont le principal objectif est bien l'injection graisseuse atrophique, nous mentionnerons une innovation de M. Mollière en présence d'une fistule du canal de Sténon. Cet autre moyen, fort simple également, s'ajoutera à longue liste des procédés en vigueur pour ces dernières, mais semble devoir l'emporter sur ses aînés, en raison même de sa simplicité.

Nous avons cru bon, comme nos devanciers en pareil sujet, de consacrer une première partie à des considérations d'anatomie topographique descriptive et générale qui remémoreront les minuties du sujet.

Une seconde partie comprendra l'étude générale des fistules de la parotide et de son canal excréteur, avec leurs procédés classiques de traitement.

Enfin, une troisième partie exposera le nouveau procédé, les observations cliniques et les vérifications expérimentales à l'appui de notre thèse.

Avant d'entrer en matière, réservons une première place à la reconnaissance et à l'amitié.

En nous faisant l'honneur d'accepter la présidence de notre thèse, M. le professeur Bondet, notre ancien chef de service, n'a fait que nous continuer sa bienveillance habituelle, dont nous ne perdrons pas l'excellent souvenir.

Que M. le docteur Mollière, chirurgien-major de l'Hôtel-Dieu, dont la clairvoyance et l'expérience cliniques ont été notre base pour ce travail fait à ses côtés, reçoive ici nos légitimes et respectueux remercîments.

Merci encore à M. le professeur L. Tripier, pour l'empressement qu'il a mis à s'occuper de notre sujet et nous trouver dans ses archives une observation que nous avons été heureux d'enregistrer.

Notre ami, M. le docteur Gangolphe, chef de clinique chirurgicale, qui a reconstitué soigneusement l'observation I, rapportée ici ; M. Matthis, chef des travaux d'anatomie pathologique à l'École vétérinaire, qui a gracieusement mis à notre disposition son laboratoire et ses connaissances spéciales pour l'expérimentation, ont droit à notre profonde gratitude.

PREMIÈRE PARTIE

———

La parotide donne son nom à une région anatomique. Nous verrons plus loin, que c'est fort souvent
pour en avoir méconnu ou négligé les détails que
maint et maint chirurgien a eu à compter avec l'accident d'une fistule parotidienne.

Région parotidienne. — Les limites de cette région
dans sa partie antérieure sont variables suivant les
auteurs. En se plaçant au point de vue chirurgical
des fistules de cette glande, et afin d'éviter la description des régions massétérine et buccale ; en envisa-
geant non seulement la glande mais encore son
conduit excréteur, on peut considérer cette région
comme formant un espace à peu près triangulaire
avec les limites qui suivent :

En haut :

Une ligne conventionnelle partant du conduit auditif externe, suivant l'apophyse zygomatique, puis descendant à un travers de doigt en arrière de la commissure labiale, point qui représentera le sommet du triangle.

En arrière.

L'apophyse mastoïde et le bord antérieur du sterno-mastoïdien.

En bas :

Une ligne conventionnelle partant du bord antérieur du muscle sterno-cleido-mastoïdien (au niveau de la petite bandelette aponévrotique décrite par Richet et Tillaux, qui unit l'aponévrose musculaire à l'angle du maxillaire inférieur) et de là se dirige au sommet du triangle par une ligne droite.

C'est dans cette zone que viennent s'ouvrir à l'extérieur à peu près toutes les fistules parotidiennes.

Loge parotidienne et son contenu. — Là, près de l'oreille (παρῶτις, παρὰ ὠτὸς) la glande parotide est enchâssée dans une loge dite *loge ou excavation parotidienne* dont nous décrirons rapidement la paroi et les rapports.

Lorsqu'après une incision suivant la branche montante du maxillaire on a disséqué la peau et le tissu cellulaire sous-cutané de cette région, on tombe sur une aponévrose assez résistante, recouvrant la face externe de la glande et servant de trait-d'union aux aponévroses sterno-mastoïdienne et massétérine.

Une dissection minutieuse fait voir alors que, sur

toute la périphérie de la face externe de la glande, cette aponévrose fournit un dédoublement qui s'enfonce dans l'excavation parotidienne et en constitue la paroi. Dans la profondeur cependant, au point où la parotide envoie son prolongement dit pharyngien, en avant de l'apophyse styloïde, prolongement qui se porte au-dessous du muscle ptérygoïdien interne et confine la région parotidienne à la paroi pharyngienne, l'aponévrose se réfléchit sur le bouquet de Riolan, en arrière; et, en avant, vers le feuillet superficiel de l'aponévrose massétérine.

D'après ces données, on comprend que la loge s'offre sous la forme d'un entonnoir aponévrotique, d'un vase à forme grossièrement quadrangulaire, à bords légèrement renversés en dehors, correspondant en avant au bord postérieur du masséter, à la branche montante du maxillaire et au ptérygoïdien interne; en arrière, au ventre postérieur du digastrique et au sterno-mastoïdien; en dedans, au groupe vasculo-nerveux (carotide interne, jugulaire interne, pneumogastrique, spinal, glosso-pharyngien, grand hypoglosse, grand sympathique), qui le sépare du pharynx.

C'est dans cette cavité qu'est logée la parotide. Elle s'enfonce donc comme un véritable coin dans toute la région rétro-maxillaire. Citons en outre un second prolongement qu'elle envoie fort souvent entre le ptérigoïdien interne et la face interne de la branche montante du maxillaire inférieur, c'est le prolongement ptérygoïdien.

Face externe de la glande. — Nous arrivons à l'étude de la face externe de la glande, surtout importante au point de vue chirurgical, qu'il s'agisse d'inflammations locales ou de traumatismes, puisque c'est là que ses limites sont le moins précises et le plus complexes.

A ce niveau, lorsqu'on a disséqué, après ablation du fascia superficialis de la région, l'aponévrose qui envoie dans la profondeur de la substance glandulaire une infinité de tractus, ce qui rend cette dissection délicate, on voit apparaître la parotide sous une forme grossièrement quadrangulaire.

Elle prend pour limites aux bords supérieur, postérieur et inférieur de sa face externe celles de la région elle-même. Mais à son bord antérieur, elle est en rapport de haut en bas avec la jugulaire externe, la carotide externe, l'artère transversale de la face, le nerf facial, puis s'adosse au bord postérieur du maxillaire inférieur, s'étale en se moulant sur la branche montante de cet os et d'autant plus largement qu'elle est plus près de l'articulation temporo-maxillaire, fournit un troisième prolongement dit *massétérin* vers la région moyenne du masséter et à la face externe de ce muscle. — Notons que ce prolongement ou parotide accessoire est fort souvent indépendant et appendu seulement au canal de Sténon. Puis, elle confine le bord postérieur du masséter, et vient s'arrêter à la bandelette d'insertion faciale de l'aponévrose sterno-mastoïdienne. Chez l'homme il est rare de la voir descendre plus bas; chez certains animaux, le cheval par exemple, il n'en

est plus ainsi ; elle arrive parfois jusque sur la tra-
chée.

D'autres, au contraire, l'ont beaucoup moins développée. Nous citerons, parmi les ruminants, le bœuf
dont la parotide est loin d'atteindre ces limites ex-
trêmes. Chez lui, elle prend en outre une teinte rou-
geâtre caractéristique qui tranche avec la teinte jaune
des sous-maxillaires (1). Il en est de même pour le
chat et le chien, qui l'ont fort peu développée. Chez ce
dernier, particulièrement, lorsque l'expérimentation
portera sur la glande et vers sa partie inférieure, il
faudra se mettre en garde contre une confusion possible avec le corps thyroïde, qui par son déplacement
facile et son développement souvent exagéré, peut
prêter à la méprise. Nous nous proposons une étude
détaillée de la glande ainsi que du canal.

La Parotide malgré son volume chez l'homme (de
tous les êtres l'homme a les plus volumineuses) (2),
ne semble pas avoir été bien connue en remontant un
peu haut dans l'antiquité. Galien avait pourtant bien
constaté dans les plaies de la joue qu'il s'écoulait un
liquide « clair et viscide » (3). Il soupçonnait que ce
fût là le lieu de production de la salive, mais sans être
affirmatif. Les sources en sont restées si longtemps
ignorées que Fabrice d'Aquapendente, ayant sous les
yeux une fistule salivaire, ne s'expliquait pas la pro-

(1) CHAUVEAU et ARLOING. — *Traité d'anatomie comparée.*
(2) MILNE EDWARDS. — *Leçons sur la physiologie et l'anatomie comparée*, t. VI.
(3) GALIEN. — *Bulletin de la Société de Médecine de Paris*, 1r série, t. II.

venance du liquide qui coulait sur la joue de son malade. Il le confesse dans les mots suivants. « Unde
et quomodo effluat, ergo certè nescio (1). » Il faut
arriver en 1727 à Casserius pour en trouver une description naissante. Depuis, et parmi les modernes,
nous aurons à faire une trop longue énumération,
pour ne pas commettre d'injustices historiques. Les
travaux se sont succédé en grand nombre, et encore
l'anatomie générale de la glande est-elle en litige
sur plus d'un point.

Située à l'extrémité supérieure du fer à cheval glan·
dulaire qui circonscrit l'entrée du tube digestif (sys-
tème salivaire postérieur de Duvernoy (2)) elle se
présente sous une forme générale variable. Pour
Husche (3), elle ressemble à une demi-amande ; pour
Mœkel (4), elle est irrégulièrement carrée ; d'autres
la décrivent comme irrégulièrement · triangulaire
(Kraüse); d'autres enfin ovalaire (J.-B. Siebold). D'ail·
leurs il est difficile de rendre en un mot sa forme qui
est loin d'être géométrique ; disons qu'elle affecte va-
guement la forme pyramidale ou plutôt qu'elle re-
présente un coin quadrangulaire et légèrement
convexe pour en avoir une idée vraiment exacte.

Son poids chez l'homme est de 15 gr. 60 à 31 gr. 20.
Sa densité spécifique est de 1,0551 ; sa capacité de

(1) Appendice, l. ɪɪɪ *De vulneribus particularibus.*
(2) *Essai anatomique et physiologique sur les sécrétions,* 1848,
p. 5.
(3) *Encyclopédie anatomique,* t. ᴠ.
(4) In *Mœckel's Archives.*

20 centimètres cubes 736 à 22 centimètres cubes 3o8
(Kraüse.)

Son plus grand diamètre de haut en bas est de
$0^m.04o5$ à $0^m.654$; d'avant en arrière de $0^m.o32$ à
$0^m.040$; de dehors en dedans au point le plus épais
$0^m.027$ (1).

« Elle est conglomérée (avait dit Haller sans
qu'on ait rien à y changer depuis), composée de grains
glanduleux ronds, unis par un tissu cellulaire, qui, en
l'environnant plus étroitement, forme sur toute la
glande une espèce d'enveloppe générale presque
tendineuse » (2).

C'est en effet une glande en grappes, s'accroissant
par le développement des bourgeons terminaux de
ces grappes. Son apparition se fait sur l'embryon
vers la deuxième moitié du second mois de la vie
intra utérine (3). Elle est donc composée de lobes
subdivisés en lobules, Ceux-ci, à leur tour, sont constitués par une aglomération d'*acini* ou petits cœcums
glandulaires. Chacun de ces *acini* possède une charpente fibro-conjonctive plus ou moins intimement unie
à la charpente des canaux excréteurs et qui forme avec
cette dernière l'ensemble du stroma de la glande. Ces
glandes acineuses ont-elles une membrane propre
(Schüter) ? Kœlliker répond oui, en leur décrivant

---

(1) *Encyclopédie anatomique* (Splanchologie).

(2) *Eléments de physiologie*, de M. Albert de HALLER, traduction
de Bordenave, MCCLXIX, p. 124.

(3) FREY. — *Traité d'histologie et d'histochymie* (Traduction de
Spillman 1877).

une enveloppe constituée par des éléments ou corpus-
cules aplatis, étoilés, soudés entre eux (1).

Quant à l'intérieur de ces éléments acineux, qui se
présentent sous une forme polygonale due à la pression réciproque, on le voit rempli par des cellules
dites granuleuses offrant le caractère typique, pour la
parotide, d'être toutes granuleuses.

Ce n'est en effet pour la sous-maxillaire, dont les cellules périphériques ou marginales seules sont granuleuses, qu'après une excitation prolongée de la corde
du tympan, que les cellules du centre, dites cellules mu-
queuses, peuvent présenter un aspect granuleux uni-
forme, analogue dans leur ensemble à celles que con-
tiennent les grains acineux de la parotide (2). Ces acini
glandulaires mesurent 0,038 à 0,0519mm et les cellules
granuleuses qu'ils renferment 0, 0135 à 0,0180mm (3).

Canal de Sténon. — La connaissance anatomique
de ce canal si délicat, et dont l'orifice buccal se dissi-
mule si bien dans la muqueuse, est de beaucoup postérieure aux premières notions et descriptions qui
portèrent sur la parotide. Ambroise Paré, qui avait
observé et soigné des écoulements salivaires, devait
l'ignorer complètement, puisqu'il n'en fait jamais
mention (4). Pour la première fois on voit le conduit
parotidien figurer dans les tables de Casserius en

---

(1) Kœlliker. — *Eléments d'histologie humaine* (Traduction
de M. Sée, 1878).

(2) Arloing et Renaut. — *Sur l'état des cellules glandulaires de
la sous-maxillaire après l'excitation prolongée de la corde du tympan, 1879.* — Mémoire de l'Académie des sciences.

(3) Frey. — Loco citato.

(4) A. Paré. — Liv. x, chap. 26.

1627 (1). Encore y est-il pris pour un ligament! Ce fut le 7 avril 1760 seulement que Nicolas Sténon, étudiant la parotide, « in ove suum ductum detexit et paulo post in dissertatione anatomica descripsit » (2).

On lit pourtant dans Haller que quelques étudiants avaient affirmé que Blasius, contemporain de Sténon, lui avait montré le conduit parotidien (3). Ce conduit avait été entrevu, dit Siebold, dès l'année 1621 par Gaspard Bauhin. Bérard dit avoir recherché dans le *Theatrum Anatomicum* de Bauhin et n'avoir rien trouvé qui justifiât l'assertion du Siebold. Quoi qu'il en soit, la première description scientifique de ce canal part donc de Sténon, et rien n'est plus juste qu'il en soit resté le parrain.

Nous l'étudierons dans ses origines, son trajet et sa structure.

Origines du canal. — Lorsque l'on entre par le canal de Sténon dans l'intérieur de la parotide au moyen de la dissection, ou que l'on a fait passer par ce canal et le grand axe de la glande un plan de section vertical, on voit bientôt le grand canal excréteur se ramifier à angle très aigu, en un nombre de canaux secondaires ou lobaires variables chez l'homme. Chez le cheval, dont la parotide est nettement divisée en trois et quelque fois quatre lobes, il existe trois ou quatre de ces branches. Plus nombreuses chez l'homme, puisque leur chiffre varie de 6

(1) CASSERIUS. — *Tabulæ Anatomicæ*, 1627.
(2) HALLER. — *Elementa physiologiæ*.
(3) BÉRARD. — *Cours de physiologie*, 1848, t. I, p. I.

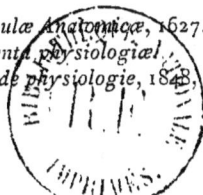

à 12, elles ont en revanche un trajet moins important. On les voit en effet se subdiviser bientôt en de nouvelles branches greffées en Y sur les branches mères. Tel est l'aspect macroscopique des origines du canal soit par la dissection, soit par l'injection d'eau régale que conseille Pizot (1) et qui a pour propriété de détruire le tissu ambiant, laissant ainsi en évidence les arborisations canaliculaires qui arrivent jusqu'aux lobules de la grappe.

Alors commencent pour chaque lobule de petits conduits intralobulaires revêtus d'un épithelium plat et dont la membrane se continue avec celle de l'alvéole correspondant (2). C'est dans ce conduit que débouchent de petits canalicules très ténus, et récemment découverts, qui seraient analogues aux canalicules excréteurs du foie et du pancréas. On les voit constitués par une sorte d'endothélium de plus en plus aplati et délicat, s'insinuant entre les éléments cellulaires des acini, pour aboutir à des points tout à fait exigus et rétrécis dits *passages* (Boll, Heidenhaïm).

Trajet. — Parti du bord antérieur de la glande, à l'union du tiers supérieur avec le tiers moyen, le canal de Sténon va s'ouvrir dans la cavité buccale entre la deuxième et la troisième grosse molaire de la rangée supérieure. Ce trajet est très important, puisque le chirurgien a besoin de trouver le canal et de l'éviter. Aussi, mentionnerons-nous en raison de

(1) Thèse de Montpellier. 1878.
2) ALOING et RENAUT, loco citato.

son utilité ce point de repère grossier mais facile, qui
consiste à le considérer comme sous jacent à une
ligne droite tendue du tragus à la commissure
labiale. Dans ce parcours, en effet, le canal de Sténon
est loin d'être rectiligne et c'est ce que nous allons
étudier. Pour cela, divisons-le, avec le professeur
Riberi (1), en deux portions : *Massétérine* et *Buccale*.
— Notons en passant que Tillaux insiste sur cette
division à laquelle il trouve « un intérêt plus qu'anatomique » (2), puisqu'il considère comme incurables
les fistules du canal qui appartiennent à la portion
massétérine, et que nous estimons qu'il n'existe pas
de fistule parotidienne incurable. Leur gravité n'en
reste pas moins sans conteste, et la lucidité de l'expo-
sition anatomique ayant à y gagner nous adoptons
néanmoins cette division.

Dans la première portion, ou portion postérieure
dite massétérine, le canal marche d'arrière en avant,
à un travers de doigt au-dessous de l'arcade zygomatique, appliqué à la face externe du muscle masséter par l'aponévrose massétérine, et arrive jusqu'au
bord antérieur du muscle. Là commence par une
courbe à concavité interne et inférieure la portion
buccale ou terminale du conduit qui passe au-
dessous de la boule graisseuse de Bichat, quelquefois
la perfore, puis pénètre à travers les fibres du buccinateur et se termine avec la particularité qui va
suivre. Son entrée dans la cavité buccale ne se fait
pas perpendiculairement à la muqueuse : la direction

(1) RIBERI. — *Journal de Malgaigne.*
(2) TILLAUX. — *Traité d'anatomie topographique,* 1879.

de la portion buccale du conduit s'est modifiée de telle sorte que celui-ci chemine, rampe au-dessous de de la muqueuse pendant 4 à 5 millimètres avant d'arriver à l'orifice. Pour le cathétérisme du canal, il faut donc :

1º Tenir compte en entrant dans l'orifice buccal de cette disposition anatomique, qui avait fait décrire à certains auteurs une valvule de fermeture. On insinuera d'abord le stylet parallèlement à la muqueuse à un millimètre au-dessous d'elle en le poussant doucement, en tirant légèrement en dehors la muqueuse gengivo-labiale;

2º On corrigera la courbure de conjugaison des deux portions du canal par un redressement de la pointe du stylet, qui se fera après avoir franchi le buccinateur de bas en haut, de dedans en dehors et d'avant en arrière. Disons, pour terminer avec ce qui reste à nous intéresser de ce trajet, que les deux portions réunies forment une longueur totale pour Huschke (1) de deux pouces et demi, et pour Bourgery (2) de 5 à 6, et parfois 7 centimètres ; qu'enfin, son diamètre, après l'insufflation, présente pour les mêmes auteurs une dimension variant de 1 millim. 5 à 1 millim. 6.

Structure. — Si l'on examine à la coupe le canal de Sténon, on ne le trouvera plus comme ses ramuscules ultimes que l'on voit à l'œil nu, formés d'une mince basale supportant son épithélium plat et se

(1) F. JOURDAN. — *Encyclopédie anatomique,*
(2) BOURGERY ET JACOB. — Anat. t. v.

confondant avec la membrane alvéolaire avoisi-
nante .Sa structure s'est beaucoup enrichie. On lui
distingue nettement 2 couches très tranchées :
1º une couche externe ou conjonctive formée du feu-
trage de fibres conjonctives et élastiques renfermant
à la périphérie une grande quantité de cellules adi-
peuses ; 2º une couche interne ou muqueuse formée
d'un épithélium cylindrique à éléments cellulaires,
relativement volumineux, atteignant en largeur
36 μ. Les noyaux de ces cellules se trouvent, comme
chez les correspondants du canal de Warthon,
rapprochées de l'axe du canal, mais Kœlliker n'a
pas pu retrouver encore chez elles ce qu'il avait
observé chez celles de ce dernier ; à savoir que la
moitié externe de ces cellules cylindriques, sous
l'influence de certains réactifs (acide acétique, acide
chromique dilué. potasse caustique concentrée), se
partagent parallèlement à leur axe en un grand
nombre de stries plus ou moins variqueuses. Quoiqu'il en soit, cet épithélium n'est pas, comme le
croyait Henle, le même qui se poursuivait pour
tapisser les ramuscules du canal de Sténon.

DEUXIÈME PARTIE

Pathologie.

Nous n'essaierons pas une définition de la fistule
salivaire. Elle nous paraît superflue ; son nom seul
sera toujours plus clair qu'une définition quelle
qu'elle soit. Il ne nous paraît même pas exact d'en
faire « un ulcère en forme de canal plus ou moins
étroit, entretenu par un état pathologique local ou
par la présence d'un corps étranger. (1) » Ce n'est
pas un ulcère : De la Motte et J.-L. Petit appelaient
ulcère toute solution de continuité de laquelle découle
du pus, de la matière puriforme ou sanieuse.

    « Ces solutions de continuité, dit Follin en parlant

---

(1) Pizot. — Thèse de Montpellier, 1872.

des ulcères(1), dues le plus souvent à une disposition intérieure de l'organisme s'accompagnent toujours d'une destruction de tissus qui marche souvent long-temps avant de s'arrêter. » Or, dans la fistule sali-vaire, il n'y a rien de tout cela ; mais fort bien une plaie non suivie de travail réparateur, par suite d'un vice inhérent à la fistule seule, caractéristique de la fistule, et qui est l'écoulement de la salive. « Le pas-sage non interrompu des liquides, dit Jourdan, doit être en effet considéré comme un véritable corps étranger dont la présence s'oppose à la guérison. » (2)

Mais devons-nous continuer à envisager cette action de la salive telle que la comprenaient les anciens. Selon eux, c'était par une action irritante qu'elle empêchait la réunion des lèvres de la plaie, qu'elle provoquait l'apparition de ces *callosités* qu'ils s'efforçaient de combattre. C'est bien là ce que s'at-tachait encore à démontrer Pott dans son traité de la fistule. Or, le professeur Verneuil (3), dans les travaux qu'il a publiés en 1859, a tâché de mettre en lumière le rôle vrai de la salive dans ces circonstances. Sans doute, selon lui, cette action irritante peut coexister. Il ne la nie pas. Il est le premier à remarquer qu'un des liquides incontestablement les plus bénins de l'organisme, les larmes, sont capables de corroder la peau des joues dans quelques cas d'épiphora.

Chimiquement, la salive s'éloigne davantage de l'eau pure ; rien d'étonnant donc qu'à la longue elle

(1) Follin. — *Traité de Pathologie externe*, t. 1, p. 117.
(2) Dictionnaire en 60 volumes, t. xv, p. 557.
(3) Verneuil. — *Archives de Médecine*, 1858-1859.

présente, elle aussi, cette action irritante. Mais là,
dans les fistules de la parotide et de son canal, un
autre facteur intervient. Il s'agit de l'action mécanique du liquide excrété, de l'influence du débit de
la fistule. Et cette influence n'est pas niable. Si les
fistules du canal de Sténon sont plus rebelles à l'occlusion que les fistules de la glande même, cela ne
tient-il pas à la quantité plus considérable de liquide
s'échappant, et sortant par suite sous une pression
plus considérable? C'est là, sans doute, une théorie à
laquelle la clinique donne parfaitement raison et il
faut admettre avec le subtil professeur de Paris que
si l'action irritante de la salive peut être une cause ad-
juvante de la prolongation et de la durée d'une fistule,
l'action mécanique en est le principal facteur actif.

Avant d'aller plus loin, disons de suite qu'au mot
fistule salivaire nous allons, même en parlant d'une
façon générale, substituer fort souvent le mot fistule
parotidienne, à celui de fistule du canal de Sténon,
puisque cliniquement ce sont les seules observées. Il
n'existe encore pas dans la science d'observation de
fistule de la glande sous-maxillaire, (à part un cas
douteux rapporté par Boyer).

Si l'on veut chercher quelle est la place des fistules parotidiennes dans la grande famille pathologique des fistules, on voit qu'on peut les rattacher
au premier groupe de la division de Cruveilhier (1), à
celles *qui sont destinées à charrier au dehors des
produits naturels de sécrétion.* C'est ainsi qu'on peut

---

(1) CRUVEILHIER. — *Traité d'Anatomie pathologique générale.*
Paris 1852, p. 517.

les spécifier, ou encore en se plaçant comme Pozzi au point de vue de leur mécanisme de formation à la catégorie des fistules résultant de :

La perforation d'un réservoir (celles-ci appartenant elles-mêmes aux fistules *par défaut de cicatrisation*).

Elles se présentent le plus souvent dans les observations sous forme de fistules borgnes externes ; mais, elles peuvent offrir une infinité d'anomalies. Lorsqu'elles sont consécutives à des abcès de la région, il n'est pas rare de rencontrer, dans leur trajet sous-cutané, des dilatations en cul de sac ; des embranchements, où la salive va quelquefois s'agglomérer. Leur trajet, qui dépasse rarement 7 à 8 centimètres, est, d'autres fois, simple et rectiligne, surtout lorsqu'elles succèdent à un traumatisme.

L'anatomie pathologique des fistules parotidiennes n'offre d'ailleurs pas d'études spéciales et approfondies. Rien ne fait concevoir pour elles des modifications à ce qui a été découvert et décrit pour les fistules en général. Leur orifice externe est plus ou moins cutanisé selon leur ancienneté « soit par une transformation véritable de la surface pathologique, soit par une simple invagination de la peau, sous l'influence de la rétraction inodulaire provenant de l'inflammation chronique.

Quant à leur trajet, il est petit à petit le siège d'une organisation qui peut aller presqu'à faire de la paroi interne une membrane dermo-papillairé. C'est une sorte de néo-formation, soit par ce que Vogel (1) a

---

(1) *Anatomie pathologique générale*, p. 103, tr. franc.

appelé la loi *d'analogie de formation* ou ce que
Broca (1) désignait du nom *d'influence de la région.*

Etiologie.

Qu'il s'agisse des fistules du canal ou bien de celles
de la parotide, les causes qui les engendrent peuvent
se réduire à deux ordres principaux ainsi que l'a remarqué Pizot (2) :

1o *Causes externes* ou venues du dehors.

2o *Causes internes* ou nées sur place.

Causes externes. — Les premières sont de beaucoup les plus fréquentes surtout lorsqu'il s'agit des
fistules de la glande elle-même. On conçoit en effet,
avec aisance, que par suite de l'étendue qu'offre la
face externe de la parotide aux chocs extérieurs ou
aux atteintes chirurgicales elle soit plus fréquemment
lésée que le canal. Comme l'ont judicieusement fait
remarquer les chirurgiens militaires du commence-
ment du siècle, ce dernier est abrité par l'os malaire
et l'arcade zygomatique dans une masse de coups qui,
portant sur la face, ne l'atteignent souvent pas.

Parmi les causes externes, nous citerons les traumatismes de nature variable à l'infini, depuis les
coups d'andouiller de cerf que rapportent Louis et
Duphœnix (3) jusqu'aux coups de bouteille, coups de
sabre, etc. (Helvétius, Maisonneuve).

(1) BROCA. — *Traité des tumeurs*, t. 1, p. 103.
(2) PIZOT. — Loco citato.
(3) DEPONS. — Thèse Paris, 1823.

Mais entre toutes les causes traumatiques, de beaucoup les plus nombreuses sont celles qui succèdent à une intervention chirurgicale. Et alors, elles peuvent dépendre de l'ignorance ou d'un oubli du chirurgien, mais aussi, elles peuvent être prévues par lui, ainsi que cela s'est passé dans les deux observations inédites qui suivent.

Dans ces deux cas, les chirurgiens avaient à lutter contre un envahissement néoplasique la première fois, tuberculeux la seconde. et regardant comme relativement insignifiante la création d'une fistule prémassétérine qui pourrait toujours plus tard être reprise à son tour.

OBSERVATION I

(inédite)

X..., 55 ans, constitution excellente ; entre à l'Hôtel-Dieu, le 20 mai, salle Saint-Sacerdos (service de M. le professeur Ollier), pour une tumeur maligne de la face, située au-dessous de la pommette, à un travers de doigt en avant du masséter gauche. Il subit le 15 juin, de la main de M. le professeur Ollier, une ablation de sa tumeur dans des limites assez restreintes. Il n'existait aucun ganglion. La réunion se fait rapidement et par *première intention*. Mais le 25 juillet, en présence d'une récidive, le malade est opéré à nouveau par M. le docteur Gangolphe, chef de clinique. Une incision losangique circonscrit le néoplasme. Le chirurgien ménage soigneusement le canal de Sténon ainsi que le nerf facial. Pas de paralysie faciale ni de fistule.

28 septembre. — Nouvelle récidive (pas de ganglions sous-maxillaires ni auriculaires). Sur les instances du malade qui

devenait à peu près inopérable, une incision beaucoup plus étendue entoure la tumeur et les téguments sains à une certaine distance; l'excision, le raclage ne visent plus qu'à l'extirpation de tout foyer néoplastique.

3 décembre. — La cicatrisation de la plaie marche bien, mais on s'aperçoit d'un écoulement salivaire marqué surtout pendant la mastication.

15 décembre. — Le malade s'en va. Des nouvelles reçues de lui, le 8 janvier, nous apprennent que la fistule s'est rétrécie dans le tissu cicatriciel, qu'elle donne en moins grande abondance; mais qu'une récidive locale et ganglionnaire à évolution rapide ne tardera pas à emporter le malade.

OBSERVATION II

(Inédite, due à l'obligeance de M. le docteur Léon Tripier,
professeur de clinique chirurgicale.)

J... Alexandrine, 20 ans, tisseuse, née à Buirsin (Isère), entrée le 24 avril 1884 à l'Hôtel-Dieu, salle Sainte-Anne, n° 17.

Rien à relever du côté de l'hérédité.

La malade ne se souvient d'aucune maladie antérieure; elle croit cependant avoir eu deux érysipèles de la face, à 17 et à 18 ans; ces affections furent rapidement guéries. Elle nie tout antécédent scrofuleux dans son enfance.

La malade a une dentition qui paraît d'abord assez bonne. Elle a rarement souffert de ses dents. La troisième molaire supérieure droite est cariée depuis deux ans, elle est tombée par petits morceaux; et semble être le point de départ de la maladie qui l'amène à l'hôpital. La molaire inférieure correspondante a aussi disparu depuis assez longtemps et on trouve à sa place une tumeur irrégulière, peu volumineuse se continuant directement avec la gencive et présentant sensiblement la même coloration et la même consistance; elle est peu sensible, non saignante et avait produit si peu de douleur qu'elle avait à peine été remarquée par la malade.

Il y a trois mois et demi, elle prit une fluxion dentaire qui envahit toute la joue gauche ; cette fluxion, très douloureuse, dura près de trois semaines ; puis, peu à peu, la joue diminua de volume ; une incision faite par la bouche, ne tomba pas probablement sur l'abcès, car, au dire de la malade, il ne s'écoula que quelques gouttes de sang. La joue resta ainsi tuméfiée, douloureuse, la peau rouge et amincie jusqu'à la fin de février. A cette époque, les accidents devenant plus aigus, on lui applique vingt-cinq sangsues et on lui fit deux incisions, l'une au niveau de l'os malaire, l'autre vers le milieu d'une ligne allant de la commissure labiale droite à l'orifice du conduit auditif externe ; par ces deux incisions, il s'écoula une quantité peu abondante de pus, d'après la malade. L'orifice de la fistule supérieure est fermé depuis quinze jours environ ; l'autre permet l'introduction d'un stylet qui en haut se dirige vers l'os malaire sans y aboutir ; il est arrêté à une profondeur de trois à quatre centimètres en dedans et en avant. La pression sur l'os malaire et le maxillaire supérieur est douloureuse ; les douleurs spontanées ont beaucoup diminué depuis huit jours.

Ni sucre, ni albumine dans les urines.

6 mai 1884. — On incise sur l'orifice de la fistule inférieure l'os malaire est situé plus profondément ; on racle le tissu tuberculeux jusqu'à l'os qui est sain ; ablation de la peau malade ; pansement antiseptique (gaze iodoformée.)

30 mai. — La plaie est presque guérie. Adhérence de la peau à l'os malaire.

Août. — La malade sort guérie. Il existe une fistule sur le trajet du canal de Sténon.

Nous recevons de ses nouvelles par lettre du 1er février 1885. — L'orifice fistuleux a continué à excréter sans rémittence pendant un mois. — Le père alors, présente sa jeune fille au docteur Dumaret, de Voiron, qui fait appliquer sur les croûtes de la

région des cataplasmes de fécule et fait panser ensuite
au vin aromatique. — L'écoulement ne tarde pas à
s'arrêter petit à petit ; puis définitivement, sous l'influence de cette intervention légère. — S'agissait-il
d'une fistule de la parotide accessoire ?...

Le professeur Tripier croit plutôt à une simple
éraillure du canal par la curette.

Causes internes. — C'est dans cette catégorie que
nous rangerons les cas qui tiennent pour ainsi dire le
milieu dans leur étiologie entre l'agent vulnérant
extérieur et la destruction morbide locale.

Tels sont les cas consécutifs à la présence d'un
calcul : ce dernier, né de la sécrétion glandulaire, constitue un corps étranger capable de provoquer une
inflammation qui va jusqu'à s'abcéder. L'abcès fera
la fistule. Citons les cas de Lombard de Terrasson (1),
de Trelat, Desprès et Ledentu (2).

D'autres fois, le corps étranger provient tout à fait
du dehors. Tels sont les cas que l'on trouve dans
Boyer (3), où l'oblitération canaliculaire, suivie de
plusieurs ulcérations de la région finissant par une
fistule, est due à une arête de poisson. C'est le même
mécanisme encore qui est reproduit par des plumes
d'oiseau (4)

Tels sont ces cas intermédiaires que nous croyons
devoir ranger plutôt dans les causes internes, con-
trairement à Pizot, car ce n'est pas l'obstacle qui

(1) *Société de Chirurgie* (1875).
(2) *Société de Chirurgie* (1880).
(3) *Traité des maladies chirurgicales* (1818).
(4) SÉNATOR — *Gazette médicale de Berlin* (1876).

crée directement, immédiatement, la fistule, mais l'abcès consécutif.

Cependant, les cas typiques de la production des fistules dites de causes internes sont ceux qui découlent, comme cela s'est vu de parotidites résultant d'un état septique général, d'une maladie infectieuse, la scarlatine, la rougeole par exemple.

Enfin, tout abcès de la région parotidienne, qu'il dépende d'un état diathésique comme chez la malade de l'observation II, ou d'une cause quelconque insignifiante dans son apparence comme la carie d'une dent (cas de Nuck) (1), peut être le point de départ d'un trajet fistuleux.

Nous rangerons encore dans cette classe les causes internes, ou, comme nous avons ajouté, nées sur place, les cas résultant de l'envahissement d'un néoplasme. On sait qu'en cette région les lupus, épithéliomas, etc... sont loin d'être chose rare, et l'on comprend aisément que le travail ulcératif de la tumeur puisse s'étendre jusqu'à la paroi du canal ou bien au parenchyme de la glande.

Une seule catégorie de fistules échapperait à notre classification étiologique. Ce sont celles qui résulteraient d'un arrêt de développement congénital (et encore pourrait-on les incorporer à la dernière catégorie). Ce sont les fistules salivaires d'origine branchiale. On comprend très bien que cette fistule puisse se produire à la suite d'une invagination ectodermique dans l'espace intermaxillaire. Nous n'en avons

(1) MIZZA DE GAFFARY. — Thèse de Paris, 1867.

pourtant trouvé que deux observations dans la
science (1). De plus, le diagnostic de fistule salivaire était considéré comme douteux par le professeur Ollier, pour l'une des deux.

Symptomatologie.

Une fois constatation faite d'un orifice fistuleux
siégeant quelque part sur la région parotidienne telle
que nous l'avons délimitée, le phénomène le plus
apparent qui se présentera aux yeux du médecin sera
naturellement l'écoulement de la salive. Or, cet écoulement peut varier en quantité, suivant le siège de la
lésion, suivant les individus. Rien n'est plus irrégu-
lier que la quantité de salive normalement fournie
par telle ou telle parotide.

On trouve dans Siebold, le récit d'un expérimen-
tateur patient qui s'inclinant la tête en avant et sur
le côté, la bouche ouverte put recueillir 15 grammes
de salive en une heure. Il est vrai qu'il s'agit là d'une
salive mixte. Pour avoir des chiffres plus exacts, il vaut
mieux s'en rapporter à certaines observations de fistules du canal de Sténon. Dans un cas rapporté par Helvétius (fistule du canal à la suite d'un coup de sabre),
l'écoulement était tel que le malade mouillait plusieurs serviettes à chaque repas (2). Dans le cas de
fistule du canal cité par Duphœnix à la suite d'un

---

(1) Thèse de CUSSET. — *Etude sur l'appareil branchial des ver-
tébrés,* 1877.
(2) *Mémoires de l'Académie de Chirurgie,* t. III, p. 409, 1819.

coup d'andouiller de cerf et que nous avons rapporté dans notre étiologie, l'observateur raconte qu'il pesa la salive du piqueur.

« La première fois que je fis cette épreuve, dit Duphœnix, je trouvai, qu'il s'était écoulé en 15 minutes, 2 onces et un gros de salive. Une seconde fois, en 18 minutes, il en coula 2 onces 6 gros. Un autre jour, en 23 minutes j'ai reçu 3 onces 2 gros et demi de liquide. Enfin, à la quatrième expérience, je ramassai 4 onces et 1 gros en 28 minutes (c'est-à-dire 125 grammes). Mischerlisch est arrivé à un résultat bien différent par l'observation d'une fistule parotidienne qui ne donnait que 60 à 95 grammes en 24 heures (1).

En tous cas, la moyenne de sécrétion que rapporte Beaunis d'après Oehl est de 80 à 100 grammes en 24 heures. Mais elle peut être accrue par certaines circonstances : la dégustation d'aliments acides, par exemple l'acide tartrique. Un moyen clinique de rendre l'excrétion plus considérable et plus apparente est de faire pratiquer de la mastication forcée pendant quelques secondes par le malade.

La conséquence immédiate de cet écoulement au dehors et en grande proportion sera une sécheresse de la bouche du côté atteint, souvent perçue et dénoncée par le malade avant toute interrogation, dans les cas exagérés. Il est alors fréquemment tenté de boire en mangeant et porte sa boisson du côté lésé ;

---

(1) *Ann. de Poggi*, t. xxviii, p. 520 et Rust (*Magasin fiier die gesamente heilkunde*, t. xxviii. p. 598).

cela, d'autant plus facilement que la quantité de salive perdue est plus considérable.

Quant à l'amaigrissement signalé par quelques auteurs et qui peut survenir à la suite de certaines fistules parotidiennes à débit abondant, il s'explique plutôt par une perte pour l'organisme des phosphates dont cette salive est très riche, que par un déficit de pouvoir saccharifiant pour les sucs digestifs, puisque, d'après Claude Bernard et Kuss, elle est incapable chez l'homme de transformer l'empois d'amidon en sucre.

Diagnostic.

Il suffit d'avoir parcouru un certain nombre d'observations de fistules de la région parotidienne provenant de cliniciens minutieux pour reconnaître que ce diagnostic ne s'établit pas toujours aussi facilement qu'on est porté à le dire. Sans doute, les commémoratifs, le siège de la plaie, la présence de l'écoulement, l'aspect de cet écoulement et son augmentation par la mastication, sont des signes apparents qui d'emblée mettent sur la voie et permettent d'être affirmatif s'ils sont très tranchés.

Mais il peut se faire qu'on assiste au début d'une fistule ; que l'écoulement soit mêlé à du pus issu des bords de la plaie ; qu'il se fasse en très petite quantité..., etc. Enfin, on pourra se demander quel trajet parcourt la fistule.

De là, cette division de notre diagnostic en deux parts :

1° Le diagnostic portant sur *la nature* de la fistule, et nous verrons que dans certains cas il est resté insoluble ou peu net pour les meilleurs cliniciens. En d'autres termes : y a-t-il fistule parotidienne?

2° Le diagnostic portant sur la variété de la fistule. Autrement dit : Est-ce une fistule du canal? Une fistule de la glande? Quel en est le siège précis?

Nature de la fistule. — Nous nous arrêtons à la nature de la fistule que l'on pourra avoir à différencier avec l'éphidrose, les fistules osseuses et les fistules branchiales.

1° L'éphidrose est cette affection caractérisée par l'issue au moment des repas d'un liquide transparent, à travers la peau de la région parotidienne, sous forme de gouttelettes abondantes. Le diagnostic différentiel sera pourtant ici facile à faire. Outre qu'il s'agit là d'une affection très rare (puisqu'il n'en existe que six observations dans la science), l'absence complète de tout orifice externe mettra rapidement sur la voie. Nous la notons néanmoins, parce que l'éphidrose succède la plupart du temps à une parotidite, et que, dans ce cas, la peau de la région peut être altérée plus ou moins, et qu'il ne faudrait pas créer de toutes pièces un trajet fistuleux n'existant pas. Le cathétérisme du canal, dans ce cas, révèlera bien vite son obstruction, qui en est le principal mécanisme, comme l'a fait remarquer Bérard, pour le cas bien connu de son père, et Baillarger pour le cas d'un malade qu'il a autopsié;

2° Il ne sera pas toujours aussi facile d'affirmer

qu'il n'y a pas de fistules osseuses, à première vue,
du moins. Le liquide exsudé peut être plus ou moins
hyalin dans une fistule salivaire au début. Le point
important ici est de prime abord de s'assurer de l'in-
tégrité du canal de Sténon dans toute son étendue.
En second lieu, on interrogera les commémoratifs, on
fera le cathétérisme du trajet fistuleux, à l'aide d'un
stylet très fin; cette investigation dirigera bientôt
dans un point qui ne sera pas le siège de la parotide
mais sur l'os lui-même. La mastication forcée n'aura
qu'une influence de courte durée sur la sécrétion de
la fistule;

3o Fistules branchiales. Ici le diagnostic sera le
plus souvent obscur. Heureusement encore ces fistules sont fort rares.

La nature du liquide excrété par ces dernières prête
à la méprise. L'augmentation de sécrétion de ce
liquide au moment des repas, comme le fait remarquer
Cusset (1), se produit également.

Alors il faudra se reporter à l'origine congénitale
plus ou moins rapprochée de la naissance, au siège
plus ou moins en rapport avec les arcs branchiaux,
l'aspect de son orifice, enfin à la nature du liquide
excrété qui est caractéristique :

« Les fistules branchiales donnent lieu à un écoulement de liquide tantôt intermittent, tantôt continu,
qui n'est jamais très abondant. Il augmente cependant sous certaines influences (froid, menstruation,
émotions morales, mastication) (2).....; il est le plus ha-

(1) CUSSET. (2) *Loco citato*

bituellement clair, limpide, filant, moins dense que
l'albumine de l'œuf, presque analogue au mucus na-
sal ou utérin. Des cellules épithéliales pavimenteuses
ou vibratiles y sont tenues en suspension, etc (1). »

Il faudra donc avoir recours en dernier ressort à
l'examen microscopique ou à l'analyse chimique.

Variétés de la fistule. — Pour ce point du diagnostic, il suffira de faire d'abord un cathétérisme du canal
pour s'assurer si le canal est en rapport avec l'orifice
fistuleux, auquel cas, il s'agit d'une fistule du canal.
Il peut arriver qu'avec un stylet, même des plus fins
(stylets de Méjean, d'Anel et de Bowmann), ce cathétérisme présente quelque difficulté, on pourra se
servir alors d'un crin de cheval, ou bien on essayera
de pousser une légère injection d'eau par l'orifice de
la fistule. Si le liquide arrive à la bouche, il y a fistule du canal.

Au contraire, une sonde enfoncée dans le trajet
fistuleux ne pouvant rejoindre le cathéter introduit
dans le canal, ni donner la sensation d'une rencontre
métallique, indiquera clairement que l'on a affaire
à une fistule dépendant d'une portion de la glande.
Ce sont là des investigations qu'il est indispensable
de faire avant d'entreprendre la cure de l'affection.

Pronostic.

Il est peu facile de déterminer la marche de cette

(1) CUSSET. — Loco citato.

affection, d'en prévoir absolument les suites si l'on se place à un point de vue général.

S'il s'agit d'une fistule parotidienne traumatique, l'agent vulnérant a pu, sur les vaisseaux ou nerfs voisins, causer des désordres graves et mortels. En dehors de ces faits, c'est une affection qui ne compromet pas l'existence du malade, à part les cas où l'écoulement est très considérable. Louis cite un malade qui recueillait le liquide dans une cuvette en mangeant, tant l'écoulement était abondant, et qui maigrissait à vue d'œil.

Les fistules de la glande elle-même, si elles sont très superficielles, peuvent guérir spontanément; on en a vu de nombreux exemples. Il ne faudrait pourtant pas compter trop sur ce travail de la nature.

Quant à celles du canal, elles n'ont aucune tendance à guérir d'elles-mêmes. Au contraire, le rétrécissement du bout antérieur du canal s'accroît graduellement et le trajet fistuleux s'organise. Il se produit à son intérieur ce revêtement épithélial dont nous avons parlé. L'orifice externe se cutanise et l'infirmité va se continuant indéfiniment. Plusieurs auteurs sont allés jusqu'à regarder comme incurables les fistules du canal appartenant à son trajet massétérin, bien que Duphœnix ait eu un succès opératoire à ce niveau. Cette incurabilité n'existe pas ; le chirurgien ne doit pas lâcher prise : Tous les procédés opératoires ayant été vainement épuisés, il resterait encore l'atrophie totale de la glande qui doit délivrer le malade de cette infirmité malpropre.

Traitement.

Si les auteurs sont laconiques sur tous les autres points concernant l'étude des fistules parotidiennes, il n'en est pas de même pour ce qui touche à leur traitement.

Il est rare de trouver un chirurgien qui, en présence d'un nouveau cas, se soit contenté des méthodes connues. A peu près, à chaque observation qui paraît, c'est un procédé nouveau ou pour le moins la modification d'un procédé ancien. Aussi avons-nous, avec intention, omis le côté historique de la question au début de cette thèse. C'est en effet, en voyant se dérouler toute une succession de procédés opératoires originaux ou transformés que l'on peut en suivre le plus facilement le progrès scientifique. C'est dans le traitement que se trouve véritablement l'historique du sujet.

Est-ce à dire que nous ferons de cette partie une longue liste chronologique ? Nous n'y pensons pas. De tous ces procédés beaucoup sont mort-nés. Les autres peuvent se classer et c'est ce que nous allons faire d'après Malgaigne, en quatre méthodes.

Pourtant nous intervertirons l'ordre de la quatrième que Malgaigne avait classée troisième, et à laquelle nous assignerons ici ce rang en vue de notre objectif :

1º Occlusion de l'orifice fistuleux ;
2º Rétablissement du canal naturel ;

3° Création d'une voie artificielle ;

4° Atrophie de la glande.

Cette division offre d'ailleurs l'avantage de repré-
senter dans leur ordre les grandes phases par les-
quelles a passé le manuel opératoire.

Depuis les temps où Fabrice d'Aquapendente (1)
employait à l'occlusion de la plaie extérieure l'eau
thermale d'Appone et les cérats dessicatifs, jusqu'à
Bonnafont, qui déjà en 1841 énumérait 25 procédés,
jusqu'à nos jours encore, tous les efforts thérapeu-
tiques des chirurgiens peuvent se réduire à ces quatre
méthodes.

1° *Applications médicamenteuses.* — Les premiers
efforts des chirurgiens se sont naturellement con-
centrés sur l'orifice externe de la fistule. De là ces
applications médicamenteuses (emplâtres cathéré-
tiques de Galien) qui avaient pour but de réprimer les
bourgeons de la plaie. On les voit encore employées
par Roonhuysen, sous forme de résine de pin (1668).
A. Paré y avait déjà substitué la poudre de vitriol
brûlé. Munnichs se sert de la poudre d'os de seiche
(1721). On conçoit fort bien que ces moyens grossiers
n'aient pu être de quelque utilité que dans les cas de
fistule superficielle et que, d'ailleurs, d'un emploi dou·
loureux et parfois dangereux, il soient tombés en
désuétude ;

2° *Cautérisation.* — Il n'en est pas de même de la

(1) AQUAPENDENTE. — *De vuln. particul.* lib. II.

cautérisation brusque à l'aide d'un cautère potentiel énergique et instantané, tel que le nitrate d'argent, ou du cautère actuel. Le premier est employé surtout lorsque l'orifice fistuleux est étroit, le second lorsqu'il s'agit d'une plaie étalée et anfractueuse. Le thermo-cautère du docteur Paquelin, le galvano-cautère trouvent leur application dans ce procédé.

Pratiquée une ou plusieurs fois, la cautérisation a donné d'excellents résultats ; mais elle peut être infidèle. Elle a d'ailleurs l'inconvénient de flatter peu l'esthétique, de produire des escharres suivies de cicatrices qui dans cette région sont très redoutées des malades ;

3o *Suture.* — Morand est le chirurgien regardé comme ayant le mérite de l'avoir employée le premier. Qu'elle soit enchevillée ou entortillée, si le débit de la fistule est considérable, l'expérience a démontré que la réunion ne se fait que partiellement et laisse un pertuis à l'écoulement ;

4° *Autoplastie.* — Ce procédé présente les mêmes défauts que les précédents ; il est presque toujours infidèle comme en témoigne encore notre observation III. Il a été proposé par Béclard ;

5° *Agglutinatifs.* — Ils ont été employés seuls comme l'a fait Rodolphi (1) en se servant du collodion. D'autres fois, ils servaient à adapter à la plaie une

(1) *Gazette Médicale de Paris*, 1854.

membrane telle qu'une feuille d'or, de baudruche,etc.
Malgaigne à cet effet, s'était servi de la poix.

Tel est l'ensemble des moyens d'occlusion qui
constituent plutôt des pansements vis-à-vis d'une
plaie à allure spéciale qu'une intervention chirurgicale. Ils doivent néanmoins, sinon être considérés
comme absolument curatifs, du moins comme d'excellents adjuvants pour certains cas.

Rétablissement du canal naturel. — Comme l'a
fort bien fait remarquer Boyer (1) le canal de Sténon
peut être obstrué pour une cause ou pour une autre.
Cet auteur cite comme pouvant produire ce résultat,
la présence de calculs, d'une inflammation interne
du canal, de tumeurs du voisinage. On peut y ajouter
le rétrécissement graduel consécutif à l'arrêt de fonction.

Séton. — De là, donc, l'indication telle qu'elle se
présenta à Morand (1), à la fin du siècle dernier. Le
canal peut être rétréci, ou bien pour le moins, il a de
la tendance à se rétrécir. Ce fut donc lui qui le premier, pour un peintre atteint de fistule du canal,
porta ces pâtes escharrotiques sur la plaie et passa
dans le canal une sonde entraînant trois brins de fils
qui constituaient une mèche coupée courte dans la
plaie. La guérison fut obtenue en 8 jours de traitement.

(1) *Maladies chirurgicales*, t. 1A.
(2) Louis et Morand. — *Mémoires de l'Académie de chirurgie*,
1757, t. 1, p. 431

Louis, après lui, se servit de fils de soie torse et
obtint également un succès après une légère compli-
cation de gonflement inflammatoire qui dura fort
peu.

Drainage. — Mentionnons aussi le drainage du
canal par l'introduction de tubes flexibles. Ce procédé dû à Chassaignac (1), semble devoir l'emporter
sur le séton. Le débit de la salive dans la bouche se
fait plus régulièrement et en quantité plus abondante
que par la capillarité du séton.

Injections. — C'est encore à l'idée de rétablissement de calibre du canal que se rattache le procédé
de Richter (2). Ce professeur conseille les injections
de liquide inerte fréquemment répétées dans le bout
antérieur du canal. Celles-ci ont selon lui l'avantage
de pouvoir plus aisément circuler qu'une sonde. Mais
on peut, au début, recourir aux crins de cheval ; aux
cathéters presques filiformes, après quoi, le pas-
sage d'un séton dilatera d'une façon beaucoup plus
efficace que l'eau.

Quoi qu'il en soit l'esprit de cette méthode repose
sur une indication sérieuse. Aussi a-t-elle donné de
très bons résultats. Nous préconiserons, comme on
le verra plus loin pour les fistules du canal, une ligne
de conduite qui se rattache à cette classe d'interven-
tions.

(1) *Bulletin, de la Société de Chirurgie,* septembre, 1857.
(2) *Eléments de chirurgie,* 1802.

Création d'une voie artificielle.

C'est, d'après Saviard (1), à M. de Roy que revient
l'honneur d'avoir inauguré cette méthode, d'en être
le père en créant le principe de la ponction de la
joue. Les efforts des chirurgiens contemporains ont
enfanté tant d'additions depuis à l'idée première, y
ont apporté un tel contingent de modifications qu'il
est bon actuellement pour bien étudier les procédés
se rattachant à la création d'une voie artificielle, de
les diviser en deux ordres :

1° Par ponction unique ;
2° Par ponction double.

Ponction unique. — M. de Roy s'était servi du
cautère chauffé à blanc à l'aide duquel il transper-
çait toute l'épaisseur de la joue, de la fistule à
la muqueuse buccale. Si l'idée était neuve et
féconde, le procédé était fatalement défectueux.
Pourquoi la réunion se fera-t-elle à l'orifice externe
plutôt qu'à l'orifice artificiellement créé dans la
bouche? Le chirurgien avait-il donné une certaine
obliquité à la transfixion ? Saviard ne le dit pas. Quoi
qu'il en soit, c'est un procédé barbare auquel ceux
qui vont suivre se substitueront toujours avantageu-
ment.

Duphœnix (1727) apporta bientôt un autre mode
opératoire à l'idée qui avait suggéré ce procédé. Il se

(1) *Recueil d'observations.* CXXXI, 1872.

servit du bistouri, fit une ponction de part en part ; imprimant à son bistouri des mouvements de rotation, il prépara la voie à une canule qui devait servir à l'écoulement de la salive dans la bouche, en même temps qu'elle s'opposait à l'adhésion des bords. C'était là une heureuse innovation.

Monro (1) se servit d'une alène et introduisit un séton dans la plaie. C'était là un moyen précaire de rétablir le canal intragénien. La présence du fil entretenait l'orifice anormal aussi longtemps qu'elle préparait les voies salivaires nouvelles. Et celles-ci au départ du séton n'avaient pas moins de peine à se cicatriser que l'orifice externe.

Desault eut également recours à la mèche, mais après s'être servi d'un trocart pour la perforation.

Le professeur Atti (2) a proposé la méthode qui suit : ponction à l'aide d'un trocart de moyenne taille, introduction dans la plaie d'un petit cylindre de plomb creux et percé de trous sur sa paroi, qui se termine dans la cavité buccale par un orifice évasé en forme de pavillon de trompe. Celui-ci est formé de trois petites lamelles de plomb, qui maintiennent fixe l'extrémité interne, tandis que l'extrémité externe est retenue par un fil qui va à l'oreille.

C'est un procédé qui allie l'idée de Duphœnix à celle de Desault. Un point défectueux est la présence du cordonnet de soie qui empêche la fermeture complète

(1) *Essai et observations de médecine de la Société d'Edimbourg*, t. II.

(2) Docteur Atti. — *Del methode di trattare la fistolo salivati*, 1884.

de la plaie extérieure. Un autre inconvénient est la chute possible par un accident de cette canule dans la bouche, en vertu de son poids seul et de sa lubréfaction périphérique, si le fil vient à se rompre ou se détacher. Cette chute pourrait se faire pendant le sommeil et provoquer une asphyxie. Enfin, cet appareil doit être porté un certain temps, ce qui ne laisse pas d'être disgracieux.

Béclard a d'ailleurs fait une critique peu favorable à ce procédé dans les *Archives de Médecine*.

Telles sont les principales variantes de la ponction unique. Mèche ou canule, cela ne peut rester là éternellement, et après le départ de l'un ou de l'autre, des callosités pourront se produire et obstruer la lumière du canal. Leurs résultats menacent de n'être que temporaires.

Avant d'arriver à la découverte de Deguise, c'est-à-dire à la ponction double, mentionnons une remarque faite dans la thèse de Pizot, et qu'il tire de J.-L. Petit. Pour cet auteur, l'idéal est de transformer la fistule externe accidentelle en fistule interne curative. Or, c'est ce que s'efforçaient de faire tous les chirurgiens qui ont créé les procédés énumérés pour la ponction unique. — Mais il peut exister des cas tels qu'une poche salivaire sous-cutanée avec ouverture extérieure imminente, un abcès, un calcul du canal, un corps étranger quelconque agissant par obstruction et entraînant une rétention salivaire ; cas dans lesquels le chirurgien devra procéder à la création d'une fistule interne pour éviter l'autre, mais, cela, en opérant par la muqueuse buccale. Cette réflexion nous paraît très sage, c'est pourquoi nous croyons utile de la rappeler.

Nous citerons également un procédé qui aurait peut-être mérité un cadre à part en raison de son originalité, et dont l'initiative est due à Langenbeck. Il ne s'agit pas à proprement parler dans ce procédé de la création d'une voie artificielle. C'est ce qui subsiste du bout postérieur du canal qui est entraîné et fixé à la muqueuse buccale. Le chirurgien pratique cette manœuvre à travers une incision dans laquelle le bout postérieur est retenu par une suture entortillée, placée à l'extérieur.

Malgré les améliorations qu'ont tenté d'apporter à ce procédé les chirurgiens Riberi et Delore de Lyon, il est resté surtout historique.

Jobert de Lamballe lui objecte que d'abord le conduit peut être retenu par des adhérences anormales. Il est difficile de le diriger toujours à sa guise. Enfin il n'est possible d'appliquer ce procédé qu'aux fistules situées bien en avant du bord antérieur du masséter.

Double ponction. — Ce fut à la fin de 1810 que Deguise eut l'occasion de découvrir et d'appliquer son procédé qu'il décrit ainsi qu'il suit (1) :

« Armé d'un petit trois-quarts, j'en dirige la pointe par l'orifice fistuleux dans le canal de Sténon, le plus avant possible vers sa naissance, là, perçant la

---

(1) Observation sur une fistule du canal de Sténon guérie par un nouveau procédé, par Deguise. (*Journal de médecine, chirurgicale*, II, Corvisart).

joue, j'ouvris une issue intérieure, le poinçon retiré, je glissai dans la canule un fil de plomb; deux doigts introduits dans la bouche maintinrent l'extrémité du fil et permirent de retirer la canule, cela fait, je portai de nouveau le trois-quarts dans l'orifice fistuleux, mais en le dirigeant dans un sens opposé, et perçant la joue d'arrière en avant et de dehors en dedans, je retirai le poinçon comme ci-dessus mais je n'ôtai la canule qu'après qu'elle m'eut aidé à introduire dans cette seconde ouverture un fil ciré double, dont l'extrémité fixée à la portion du fil de plomb resté en dehors servit à l'introduire dans la bouche, de manière à lui faire former une anse dans l'épaisseur de la joue, chaque extrémité fut recourbée sur elle-même afin de prévenir tout déplacement. »

Le sixième jour la guérison était obtenue. Le premier, par cette route artificielle, Deguise laissait absolument livrée à son travail cicatriciel la plaie extérieure.

Béclard bientôt contesta l'utilité de la double route; fit les deux ponctions sur un plan vertical et passant derrière chacune d'elle un fil de plomb dans la plaie, il tordit ensemble les deux chefs au lieu de les laisser libres dans la cavité buccale. C'était la nécrose prochaine pour le pont muqueux sous-jacent et par conséquent l'ouverture d'un méat unique.

De là, à l'écrasement linéaire, il n'y avait qu'un pas. C'est M. Gosselin qui l'a franchi. Il avait remarqué, dit-il (1), que la cicatrisation se faisait toujours dans

(1) *Société de Chirurgie*, 7 septembre 1859.

les nouveaux trajets artificiels avant celle de la plaie extérieure, surtout lorsqu'il y avait décollement au niveau de cette plaie. Or, c'est ce qui se passait pour un malade qu'il venait d'avoir à soigner.

Il traita son malade par le procédé mixte de Deguise et Béclard, en faisant l'écrasement sous un double fil tiré au serre-nœud de Mayor. Il pratiqua ensuite la suture extérieure. Tous les jours il sondait le nouveau trajet pour éviter sa réunion, et en 24 jours il avait une guérison.

Enfin, dans une communication faite en 1882 (1), M. Richelot exposait une modification personnelle au procédé de Deguise, et de la façon qu'il suit :

1º Plonger un trocart dans la fistule d'avant en arrière, et le faire sortir sur la joue, à quelque distance, de manière à créer un orifice postérieur situé hors du cours de la salive ; à l'aide d'un stylet aiguillé, mettre un fil provisoire à la place du trocart ;

2º Par la fistule, perforer obliquement la joue d'arrière en avant et placer un tube en caoutchouc, dont l'extrémité antérieure sort par la bouche :

3º Attacher à l'extrémité postérieure du tube un fil provisoire et le faire sortir par l'orifice nouvellement créé. De cette façon une anse de caoutchouc passe derrière la fistule sans y toucher ;

4º Suturer la fistule après avivement, mais seulement alors que le gonflement inflammatoire est tombé et que la salive coule dans la bouche avec une facilité relative. Après la suture il faut attendre encore et ne

(1) *Union médicale*, t. xxxiv, 553-556

pas retirer le tube avant que le cours de la salive soit entièrement libre et la cicatrice résistante.

M. Delens faisait sur ce procédé, à la Société de chirurgie, le 14 juin 1882, un rapport qui concluait à ceci :

Il y a deux idées originales dans l'opération de M. Richelot :

1º La substitution d'un tube élastique au fil de plomb classique ;

2º La création d'un orifice postérieur temporaire qui sert de tube de sûreté.

La première conclusion est discutable puisque Chassaignac, en 1857, s'était servi de tubes de caoutchouc pour drainer le conduit de Sténon. L'avantage qu'il offre certainement sur les précédents est de pouvoir plus facilement servir à la cure des fistules qui dépendent de la portion massétérine du conduit. Néanmoins, c'est un procédé jeune encore et qui n'a pu donner de succès jusqu'à présent qu'à son inventeur.

Atrophie de la glande.

Nous arrivons à cette méthode dont nous avons interverti l'ordre dans la classification de Malgaigne, non parce que nous la considérons comme devant fournir le dernier mot de la science sur le traitement des fistules parotidiennes, mais parce que c'est à elle que se rattache le procédé qui nous occupe.

Elle est loin d'être neuve ; nous croyons même pouvoir prétendre qu'elle est la plus ancienne, puisque c'est d'elle sans contredit que relève la compression.

Ce que nous tenons à dire ici c'est qu'il est des cas de fistules parotidiennes qui peuvent avantageusement puiser à cette méthode.

L'atrophie pourra être totale ou partielle, suivant les circonstances, suivant les moyens employés. Il n'y a rien d'étonnant qu'il vienne à l'esprit de rechercher son atrophie totale dans les cas pour lesquels les moyens connus n'ont pas réussi ou n'auraient pas eu de chance de réussir, puisque certain chirurgien est allé jusqu'à proposer sa dangereuse ablation pour ces cas là.

Cette atrophie n'est qu'une sorte d'épiphénomène. A vrai dire l'esprit de la méthode est l'arrêt de sécrétion plutôt que l'atrophie proprement dite. Celle-ci ne survient qu'en vertu d'une loi physiologique fatale. Elle pourra même aller assez loin pour créer une sorte d'asymétrie faciale regrettable, ce qui est un inconvénient de la méthode. Mais qu'est ce désagrément au prix d'une infirmité repoussante pour le malade et les gens qui l'entourent, en présence de laquelle la ponction simple ou la double ponction aurait été inapplicable ou inefficace ?

Aussi croyons-nous qu'elle constitue une ressource sur laquelle il est permis de compter et par laquelle il est possible de dire qu'une fistule parotidienne est toujours curable.

Elle comprend :

1º La compression ;

2º La ligature ;

3º Les injections irritantes ;

4º Les injections graisseuses.

Compression. — Celle-ci a été exercée :

Sur l'ouverture fistuleuse ;

Sur la glande.

Sur la glande et l'ouverture fistuleuse ;

Entre l'ouverture fistuleuse et la glande ;

Seul ce dernier moyen peut agir en vertu d'une action spéciale qui n'est pas un trouble dans la vascularité et les échanges nutritifs. Il est comparable à la ligature que nous étudierons plus loin. Il fut employé par Maisonneuve qui eut à sa suite du gonflement et une inflammation œdémateuse de la face. Les mêmes accidents sont survenus à Duphoenix qui y avait eu recours. Aussi, malgré l'observation de Roger (1) qui prétendait que l'on pouvait s'opposer à cette inflammation et la prévenir par l'application de topiques émollients, le procédé est resté dans l'oubli.

Quant aux autres applications de la compression, elles ont été surtout en honneur au temps de Desault, Coutaroz et Richter. Il existe même dans les Mémoires de l'Académie de chirurgie la description d'un bandage *ad hoc* et dont l'inventeur est l'horloger Lepaute. Chopart en vante la précision.

On a cité des cas de guérison dus à ce traitement ; mais l'objection capitale est sa localisation difficile ; par suite, la possibilité de provoquer la paralysie

(1) Thèse DEPONS, Paris 1823.

faciale, en même temps que la douleur souvent into-
lérable qu'il cause au patient.

Ligature. — C'est un procédé beaucoup plus récent
qui est resté purement expérimental. Les expériences de Claude Bernard, Viborg, reprises il y a
peu de temps encore par A. Peschinsky (1) sur des
chevaux, ont donné des résultats décisifs. Le canal
excréteur était lié : l'atrophie constatée quelques
jours après. Mais malgré les encouragements de
Callisen, Velpeau, etc., ce procédé n'a jamais été appliqué à l'homme.

Injections irritantes. — Ce procédé a été mis en
pratique sur l'homme sous forme d'injections d'alcool.
Nous avons trouvé un cas de guérison par ce procédé
publié à Berlin (2).

Dans l'art vétérinaire, des injections de solution
à base de teinture d'iode et d'iodure de potassium
sont maintenant d'un usage classique dans le cas de
fistule salivaire. (Voir : *Revue Vétérinaire de Toulouse* 1884).

Néanmoins, tous les procédés d'atrophie connus
jusqu'à ce jour ont inspiré des défiances aux chirurgiens. Il nous reste à juger un procédé nouveau, l'injection graisseuse.

(1) *De la guérison des fistules du canal de Sténon.* Dissertation
inaugurale en russe. 1876.— *Centralblat für chirurgie,*n⁰ 33,1816.
(2) *Janresbericht der Chirurgie und Augenkeilkunde.* Berlin 1882
t. XVIII p. 153-158.

TROISIÈME PARTIE

Nous venons d'examiner où en était l'étude des fistules quand nous l'avons abordée. Hommages rendus
aux nombreux et remarquables travaux publiés sur
ce sujet, aux tentatives quelquefois couronnées de
succès et, le reste du temps, fécondes pour la marche
à suivre en pareil cas.

Nous arrivons à la méthode nouvelle, qui nous
semble répondre à la généralité des cas pour les fistules glandulaires intéressant par conséquent quelque
branche secondaire de la glande. Quant aux fistules
du canal, nous estimons que le procédé nouveau,
l'injection graisseuse atrophique, pourrait s'étendre à
elles après dissection du bout postérieur du canal. Il
est vrai qu'il s'agit là d'une dissection qui devient très
délicate dans la région massétérine, et, qu'en second

lieu, il en résulterait l'atrophie complète de la parotide, la perte de la glande toute entière. C'est pourquoi nous exposerons la conduite de M. Mollière vis-à-vis de la malade de l'observation I, qui présenta tour à tour une fistule du canal et une fistule de la glande. Notre chef de service eut recours à une manœuvre chirurgicale, que nous n'avons trouvée signalée nulle part, et qui réussit complètement en cette circonstance.

Ce sera donc ultérieurement lorsque tous les procédés mentionnés auraient échoué ou bien été reconnus impraticables, que nous trouverons pour les fistules du canal, elles aussi, un moyen de guérison dans l'injection graisseuse.

C'est de 1852 à 1856 (1) que Claude Bernard, se livrant tour à tour à des recherches physiologiques sur les glandes salivaires et sur l'action du pancréas vis-à-vis des graisses, employait fréquemment dans ses expériences l'injection graisseuse. Il est probable qu'il fit là une découverte fortuite, comme dans le cas de la glycogénèse, et que c'est en recherchant l'action du pancréas sur les graisses qu'il s'aperçut de celle des graisses sur le pancréas, par suite sur les glandes en général. Quoiqu'il en soit, on sait qu'il appliqua souvent ce mode d'investigation expérimentale pour amener l'atrophie des glandes annexées au tube digestif et étudier par élimination leur fonction physio-

---

(1) Claude BERNARD. — *Recherches anatomique et physiologiques sur les glandes salivaires.* (Comptes-rendus de l'Académie des sciences 1852). *Liquide de l'organisme. — Mémoires sur le pancréas,* 1856.

logique. Nulle part cependant, il n'est très explicite sur la technique du procédé, les instruments, les substances, les doses employées et l'action intime des corps gras sur les éléments glandulaires. Grâce aux travaux publiés ces dernières années sur la structure des glandes et leur fonctionnement, nous avons pu pousser plus loin et nous rendre compte, dans la mesure de nos forces, de l'efficacité de l'injection atrophique.

Nous allons néanmoins présenter les faits dans l'ordre où ils se sont succédé pour nous-même, c'est-à-dire en commençant par le côté clinique.

OBSERVATION I

(Personnelle.)

Marie J., 17 ans, couturière, salle Saint-Paul, n° 46.

Née de parents bien portants, elle n'eut qu'une sœur morte en bas-âge et de cause ignorée. Elle a toujours joui d'une parfaite santé. Pourtant, elle raconte qu'à l'âge de 6 ans, elle contracta une rougeole, à là suite de laquelle elle vit se développer entre le lobule de l'oreille et l'angle de la mâchoire une *grosseur* qui fut incisée par le médecin. D'après les renseignements qu'elle fournit, il est probable qu'il s'agissait d'une adénite.

Cette opération la guérit de la tumeur; ce n'est que quelques jours plus tard, qu'elle et ses parents virent s'échapper d'un petit point de la plaie, non réunie, un écoulement incolore. (Nous avons remarqué depuis, dans la plupart des observations de fistules traumatiques, comme d'ailleurs pour les fistules expérimentales et artificielles, qu'au bout de quelques jours seulement la fistule était véritablement constituée).

L'écoulement présentait les caractères qu'il a conservés depuis. Il était légèrement visqueux et intermittent, quant à son débit du moins. L'orifice externe présentait, d'une façon presque constante, un suintement léger qui s'augmentait bientôt en quantité notable, sous l'influence de la mastication ou de la présence dans la bouche d'un aliment fortement sapide.

On laisse l'enfant dans cet état jusqu'à l'âge de 16 ans. Pour la première fois, elle est examinée par un médecin, qui l'envoie à l'Hôtel-Dieu de Lyon, en août 1883. Elle y fit un premier séjour pendant lequel M. Vincent, suppléant M. Mollière, tenta la réunion par une opération autoplastique dont subsiste la cicatrice. La réunion s'était faite pendant le cours d'une sup-puration légère. Elle n'était pas terminée que l'écoulement réapparaissait. La malade s'en va non guérie.

Le 26 avril 1884, elle revient dans le même état, présen-tant, à un demi-centimètre environ en arrière du bord pos-térieur du masséter, un petit orifice extrêmement ténu, don-nant issue à de la salive. M. Mollière fit avec un crin de cheval le cathétérisme de cette fistule. Le crin, légèrement et graduellement enfoncé, vint ressortir dans la cavité buccale par l'orifice du canal de Sténon. Le canal fut débridé dans tout son trajet sous-muqueux, depuis son orifice jusqu'au bord antérieur du masséter, à l'aide du couteau de Bowmann.

Cette opération permit de pratiquer chaque jour le cathé-térisme du canal de Sténon, à l'aide des sondes de Bowmann pour la fistule lacrymale. Sous l'influence de ce cathétérisme quotidien, pratiqué pendant deux mois, l'orifice fistuleux se tarit presque absolument. Il devint très étroit.

On s'aperçoit alors que les plus volumineux cathéters em-ployés pour les voies lacrymales ne viennent plus sortir par l'orifice fistuleux extérieur, mais le dépassent en s'enfonçant en arrière d'au moins un centimètre. Il est impossible de faire communiquer l'orifice fistuleux avec le canal et réci-proquement.

La salive avait repris son cours par l'orifice buccal du

canal, mais en même temps, pendant la mastication, quelques gouttes sortaient à l'extérieur, et la pression de la région inférieure de la glande en augmentait la quantité. Parfois, s'il n'y avait pas eu mastication depuis quelques instants, on pouvait projeter au dehors, par la pression, une petite réserve de salive qui devait se trouver collectée à peu de profondeur sous la peau. Evidement, la fistule du canal avait fait place à une fistule de la glande, telle que nous l'entendons. Un lobule seul de la parotide pouvait, par un canal secondaire perforé fournir ce liquide. C'est alors que M. Mollière eut l'idée d'atrophier ce lobule par l'injection graisseuse.

A cet effet, le 28 août, on commence à l'aide de laminaria taillé très fin, à préparer une route à une injection d'huile.

2 septembre. — Une canule d'argent courbe très fine est introduite par la voie du laminaria. Un demi centimètre cube d'huile phéniquée est poussé dans la glande ; pas de pansement. Ce liquide est-il partiellement ou totalement ressorti?

3 septembre. — L'écoulement persiste.

6 septembre. — Nouvelle injection d'une pleine seringue de Pravaz (pansement protecteur.)

8 septembre. — On voit se produire un peu de gonflement de la région.

9 septembre. — Légère escharre autour de l'orifice fistuleux ; pas d'écoulement. Il y a eu probablement, soit par un mouvement de la canule, soit par excès de liquide, un peu de tissu cellulaire infiltré de graisse.

15 septembre. — Jusqu'à ce jour, de petits pansements simples avaient été appliqués sur la partie malade, dont la croutelle promettait de tomber bientôt. Le soir, fièvre brusque ; exanthème généralisé. (Quelques jours auparavant, une scarlatine s'était révélée dans le service). — T. R. 40°,1.

16 septembre. — T. R. le soir, 41°. Depuis cette date jusqu'au 15 octobre, la scarlatine suit son cours et subit une défervescence lente. Cependant on ne s'inquiète plus de la fistule.

18 octobre. — La malade est parfaitement rétablie et

l'écoulement a disparu. A peine existe-t-il une légère squame sur l'orifice qui ne paraît pourtant pas hermétiquement clos. Il y a un peu d'atrophie locale, ce qui donne à la malade une légère asymétrie faciale.

20 octobre. — L'écoulement reparaît, mais seulement pendant la mastication. Une goutte sort à l'orifice.

24 octobre. — Une tige très fine de laminaria est introduite dans l'orifice et dans l'ancien trajet.

26 octobre. — Le laminaria est retiré, peu d'écoulement. On n'injecte que quelques gouttes d'huile d'olive (pansement protecteur de la région).

3 novembre. — L'écoulement a cessé.

12 novembre. — La guérison persiste et la malade s'en va.

Réflexions. — Il ressort de cette observation que la conduite de l'éminent chirurgien-major de l'Hôtel-Dieu offre deux points nouveaux. En premier lieu, le débridement du canal de Stenon constitue un procédé opératoire complètement original. Sans doute, l'idée de rétablissement du canal n'est pas, comme nous l'avons pu voir, chose nouvelle. Morand et Chassaignac avaient regardé de ce côté là pour venir à bout de la fistule, l'un par le séton, l'autre par le drainage. Ce procédé a en effet une raison physiologique directe, rétablir le conduit qu'une cause quelconque a détruit. Tel qu'il a été pratiqué par ces derniers, il est malheureusement resté souvent en défaut. Mais, tel que le présente actuellement M. Mollière, il satisfait à une indication pathologique de premier ordre.

Il lutte d'emblée contre le rétrécissement qui se produit toujours dans un conduit naturel dont la fonction est suspendue. Plus ce rétrécissement

s'avance, plus le débit de la fistule s'accroît, plus sa
guérison devient difficile à obtenir.

Il est d'une exécution si facile que M. Mollière y a
eu recours, dans d'autres circonstances. C'est par là
qu'il est allé, à plusieurs reprises, ouvrir des abcès
phlegmoneux de la glande.

Quant au second point, celui sur lequel nous reviendrons plus loin, le traitement par l'injection atrophique, nous disons dès à présent que le petit accident (gonflement de la région et escharre) témoigne
simplement de l'extrême délicatesse avec laquelle
doit être faite cette injection. C'est à plusieurs reprises, au besoin, et avec des quantités d'huile très peu
considérables qu'il faut opérer.

OBSERVATION II.

(Personnelle.)

Claude M..... voiturier, 32 ans, salle Saint-Joseph, 14.

Ce malade offre de bons antécédents héréditaires, a toujours
joui d'une bonne santé et n'a jamais eu la syphilis.

Le 26 septembre, en conduisant un camion à siège élevé, il
est précipité du haut de son siège, y étant, ce jour là, à la
suite de libations copieuses, il l'avoue lui-même, moins
fixe que d'ordinaire. Dans sa chute, il est atteint par une des
roues de devant qui lui fait à droite une luxation sterno-cla-
viculaire en même temps qu'une plaie insignifiante en arc de
cercle au niveau de la lèvre inférieure. Il est frappé ensuite
du côté gauche par la roue de derrière, qui lui fait deux plaies
à bords contus, l'un au niveau de la bosse occipitale gauche,
l'autre au-dessous de l'angle de la mâchoire.

Tel est l'accident dont les suites attirèrent d'abord l'attention
vers la luxation sternale. Cependant les plaies sont couvertes

de pansements simples. Elles guérissent au bout de quatre à cinq jours. Pourtant, le 25 octobre, au niveau de la plaie située à l'angle de la mâchoire, dans le plissement cicatriciel de la peau, on aperçoit un orifice fistuleux d'où s'échappe un liquide incolore. La mastication augmente l'écoulement de ce liquide. On reconnaît bientôt qu'il s'agit là d'une fistule salivaire.

Le cathétérisme du canal de Sténon ne permet pas de rencontrer un crin dirigé par le trajet fistuleux Le cathéter du canal ne peut arriver à l'orifice externe de la fistule.

Il s'agit donc là d'une fistule glandulaire. Evoluera-t-elle, ainsi qu'on se plaît à le dire pour les fistules glandulaires, vers la guérison. Il n'y paraît pas. Depuis son apparition, la quantité de liquide excrété va croissant. Le malade finit par être importuné de ce qu'il commence à considérer comme une infirmité. Il mouille plusieurs compresses en mangeant.

Le 25 octobre on prépare par une dilatation au laminaria une voie à l'injection atrophique.

3 novembre. — Une injection d'une demi-seringue de Pravaz d'huile phéniquée est poussée lentement dans la glande. Une goutte sort par excès. Un pansement destiné à retenir l'huile est fixé sur la plaie.

4 novembre. — Le pansement est tombé dans la matinée; il est remplacé par un pansement simple, protecteur de la région.

5 novembre. — Le pansement est levé. Le soir, le malade constate avec satisfaction qu'il a mangé et n'a pas eu d'écoulement de salive.

6 novembre. — On ne constate pas d'écoulement, même pendant la mastication.

7 novembre. — Un peu au-dessus et en avant de l'orifice fistuleux on s'aperçoit de la formation d'un petit cul-de-sac salivaire d'où la pression chasse par l'orifice de la fistule une grosse goutte de salive très épaisse. Le même soir, une nouvelle injection d'huile phéniquée est poussée lentement à l'aide d'une canule d'argent très fine et courbe à son extré-

mité. La résistance à l'injection est plus considérable qu'à la précédente. Pourtant une demi-seringue d'huile pénètre encore dans cette opération. L'injection est arrêtée au moment où l'huile en excès commence à ressortir par l'orifice de la fistule. Sans interrogation, le malade parle d'une sensation à la bouche qui dénote la présence de l'huile et de l'acide phénique. Un léger pansement protecteur à la gaze salicylée est appliqué sur la région.

9 novembre. — Le pansement est levé; pas d'écoulement; le malade craint de nouvelles manipulations, se considère comme guéri et s'échappe du service sans qu'il nous soit permis de suivre ce qu'il adviendra.

Tels qu'ils se sont présentés, ces faits nous paraissaient absolument de nature à fixer l'attention. D'ailleurs, il s'agissait moins là d'une découverte que d'une heureuse innovation.

La pratique de Claude Bernard, à elle seule, pouvait justifier de sérieuses espérances pour les résultats de son adaptation à la clinique. Rien de plus logique que de chercher à atrophier la parotide dans ces circonstances, puisque certains chirurgiens sont allés jusqu'à en proposer la difficile et redoutable ablation.

Restait à savoir si ce procédé d'atrophie l'emportait sur les précédents. Déjà Viborg, Jacubowitz avaient obtenu l'atrophie par la ligature du conduit excréteur sur des chiens et des chevaux. Il en résultait fatalement un engorgement salivaire, une distension générale de la glande, dont les conséquences fâcheuses que l'on pouvait craindre ont toujours arrêté le chirurgien. Jamais on n'avait voulu opérer sur l'homme.

Nous avons pu trouver des tentatives faites par

d'autres expérimentateurs en vue d'un ordre d'idées analogues. Ceux-ci cherchèrent alors par des liquides plus ou moins irritants à porter un trouble dans le fonctionnement de la sécrétion glandulaire. C'est ainsi qu'on publia à Berlin (1882) un cas de guérison d'une fistule de la parotide par des injections d'alcool. (1) Une autre fois en 1884, M. Labat (2), traitant un cheval atteint d'une fistule parotidienne à la suite d'un abcès, eut l'idée de lui injecter le solution suivante dans la glande parotide malade.

Teinture d'iode..... 40 gr.
Iodure de potassium. 1 gr.
Eau............... 60 gr.

Il répéta trois fois cette injection et vit survenir à chaque injection un gonflement peu douloureux. Au bout de cinq injections, la fistule avait cessé d'excréter. (Sa conduite dans ce cas avait été imposée par la situation de la fistule qui était sur la glande même). Dans une autre circonstance où il avait affaire à une fistule située sur la joue de l'animal, il avait classiquement ponctionné de part en part, drainé à l'aide d'une mèche et maintenu adhérents les bords de la plaie extérieure à l'aide d'un bandage de poix.)

Dans bien des circonstances, en effet, soit que la fistule se présente sous forme de fistule du canal située près de l'origine de ce dernier, soit qu'il s'agisse d'une fistule glandulaire, il est difficile ou impossible de

(1) *Jarebevicht der Chirurgie und Augenkeilkunde.* Berlin 1882 t. xviii, p. 153-158.
(2) *Revue vétérinaire de Toulouse,* 1884.

mettre en pratique les procédés connus, appliqués séparément avec succès à des cas différents de ceux-ci. L'injection graisseuse devenait une ressource nouvelle pour ces cas intraitables. Aussi pour contrôler par des fistules créées artificiellement les résultats cliniques, en même temps que pour nous rendre compte de l'action intime de la graisse sur les éléments cellullaires de la glande, avons-nous songé à l'expérimentation.

EXPÉRIENCE A.

Chien de moyenne taille. Anesthésié par le procédé d'Arloing; c'est-à-dire à l'aide d'une injection intra-veineuse de chloral en solution concentrée. Le chien est en résolution complète.

28 octobre. — 1° *parotide gauche.* — Par l'orifice buccal, après avoir modérément pratiqué l'élargissement de son calibre à l'aide d'un stylet de Bowmann, une fine canule d'argent à extrémité légèrement courbée est introduite dans le canal de Sténon. Cette canule est adaptée à la seringue de Pravaz, préalablement remplie d'huile d'olive. On en pousse lentement le contenu ; la glande se gonfle. Lorsqu'elle a atteint son maximun de distension, la résistance devient très considérable et l'huile revient en avant. — La canule est retirée en même temps que la seringue et, pour éviter la sortie de l'huile, une ligature passant sous la muqueuse est jetée sur le canal à deux ou trois millimètres en amont de son orifice buccal :

30 octobre. — La ligature est levée. On ne voit point sortir d'huile. Il est difficile de s'assurer s'il sort ou non de la salive, le chien se prêtant peu aux mouvements provoqués de la mâchoire inférieure.

6 novembre. — L'animal a maigri considérablement. La région semble un peu indurée

29 novembre. — L'animal est sacrifié et sa glande parotide extraite pour l'examen microscopique. Elle pèse 6 gr. 3.

2° *parotide droite*. — Le canal de Sténon correspondant à cette glande est disséquée et chargée sur la sonde cannelée. Il est coupé transversalement en avant du masséter. La sonde de Bowmann introduite dans sa lumière, pénètre jusque dans le parenchyme glandulaire. L'extrémité, qui est dans la masse de la glande, est par un mouvement d'abduction forcée portée en dehors vers la peau et sert de point de repère. Alors un coup de bistouri de dehors en dedans va la rejoindre et crée ainsi une fistule glandulaire. Le poil au niveau de ce nouvel orifice est soigneusement coupé.

6 novembre. — L'orifice de la fistule glandulaire s'est réuni par première intention. Reste la fistule du canal de Stenon, qui secrète de la salive en quantité assez abondante. Le bout postérieur est isolé, la canule courbe introduite par son orifice et une injection d'huile d'olive est poussée dans la glande.

2 novembre. — L'écoulement est complètement tari. La plaie du canal est en voie de cicatrisation.

29 novembre. — L'animal est sacrifié. Sa parotide extraite pour l'examen histologique pèse 6 gr. 7.

EXPÉRIENCE B.

Chien de taille moyenne.

1° *Parotide droite*. — L'animal n'est pas anesthésié, mais maintenu par un lacs qui fait office de muselière.

La canule courbe est profondément introduite dans son canal de Sténon. La seringue de Pravaz est chargée de vaseline liquéfiée dans un bain-marie à 65°. (Elle a été préalablement immergée dans de l'eau tiède). Température de la salle 9°. L'injection est ainsi poussée dans la glande. Le chien oppose peu de résistance et ne manifeste pas de douleur après l'opération.

6 décembre. — Le chien va bien, il ne maigrit pas.

4 janvier 1885. — L'animal est sacrifié; sa glande extraite pour l'examen microscopique.

2° *Parotide gauche*

4 décembre. — Une ponction est pratiquée dans la glande à l'aide du trocart n° 1 de Dieulafoy, en arrière de l'angle de la mâchoire.

6 décembre. — Pas d'écoulement, pas de fistule glandulaire. L'animal est repris. Une sonde est dirigée par le canal de Sténon dans la glande, une ponction de dehors en dedans va rejoindre le cathéter et l'animal est remis en cage.

8 décembre. — On ne constate pas de fistule. L'animal est couché sur le flanc ; une large incision est faite parallèlement à la branche montante du maxillaire inférieur, dans sa région parotidienne ; la parotide est mise à nue et incisée.

10 décembre. — On ne constate pas d'écoulement de salive, mais un peu de sanie purulente au niveau de la plaie.

28 décembre. — Un écoulement léger apparaît sur un point très rétréci, Le stylet retrouve et prépare le trajet fistuleux pour une injection d'huile, qui est lancée dans la glande.

2 janvier. — Pas d'écoulement.

4 janvier. — L'animal est sacrifié et sa glande parotide extraite pour être examinée au microscope.

Il ressort de ces observations in animâ vili que dans les fistules artificielles avec écoulement plus ou moins abondant de salive, l'injection atrophique a une action manifeste et relativement rapide. Pour la parotide gauche de l'expérience B, la fistule artificielle a été difficile à produire. Le fait a été déjà noté par plusieurs expérimentateurs. M. Leblanc est allé même jusqu'à nier au professeur Verneuil sa production possible sur le cheval. Pour les fistules du canal, nous croyons que si la difficulté existe chez cet animal

d'une façon plus particulière, elle peut s'expliquer par
une disposition anatomique de son canal de Sténon. Il
décrit chez cet animal une large courbe à concavité
supérieure le long de la branche inférieure, et, par
conséquent, il est entraîné parallèlement à l'os dans
les mouvements de la mastication. Il n'est donc pas
sollicité par des efforts se faisant dans tous les plans,
comme cela se passe pour l'homme et pour le chien.
Quant aux modifications intimes que la graisse et la
vaseline, employées tour à tour, ont pu opérer sur les
éléments cellulaires des acini, il y aurait là matière à
des travaux très délicats et très longs. Nous nous
plaçons dans cette thèse à un point de vue surtout clinique ; aussi ne ferons-nous que relater succinctement
ce qui nous est ressorti de plus net à l'examen des coupes
portant sur ces glandes infiltrées de graisse par l'expérimentation. D'ailleurs, l'histologie de ces organes
est d'une telle délicatesse et laisse encore le champ
libre à tant de controverses, que nous n'avons songé
à embrasser que des résultats très apparents.

Les glandes, après durcissement dans l'alcool et la
gomme et colorées par le picro-carmin, présentèrent
les particularités qui suivent :

Les cellules granuleuses, sous l'influence de l'injection, ont subi des altérations diverses. Celles-ci con-
sistent dans le départ des différentes granulations qui
les remplissent d'ordinaire, si bien qu'elles prennent
un aspect clair et homogène, tout à fait semblable à
celui des cellules claires ou à mucus de la sous-maxillaire. En outre, le paroi propre de l'acinus augmente
d'épaisseur en certains points ; parfois il prend un as-

pect lamelleux. J'ai traité quelques préparations par une solution d'acide osmique. Elles ont en ce cas mis en évidence sur plusieurs points des conduits excréteurs de petits îlots graisseux. Ajoutons que, dans d'autres points, on constatait sur les gros troncs des canaux une désagrégation de l'épithélium cylindrique de la paroi interne, accompagnée d'un boursouflement cellulaire. Cette lésion produite dans la lumière du canal constituerait-elle une sorte de bouchon épithélial? Ce bouchon épithélial avait-il, seul ou aidé de la graisse, pu être suffisant pour avoir une action mécanique et agir à la façon des ligatures de Viborg et de Jacubowitz? Cela est peu probable. Il est bien plus admissible. selon nous, que l'action de la graisse porte directement sur les cellules sécrétoires et les mortifie.

L'aboutissant des diverses altérations, trois semaines après l'injection, consiste donc essentiellement dans la transformation en cellules claires ou à mucus des cellules de la glande normalement granuleuses.

Ce processus pourrait-il aboutir ultérieurement à la destruction complète des éléments cellulaires de chaque acinus, à une dégénérescence graisseuse ou autre de tous ses éléments? C'est ce que l'observation des parotides, examinées longtemps après l'injection huileuse, pourrait seule démontrer.

Quant aux substances à employer pour l'injection atrophique, nous croyons devoir recommander les plus simples, telles que l'axonge, l'huile d'olive, la vaseline, le spermaceti, etc. Leur qualité essentielle doit être leur liquéfaction absolue au moment de leur emploi, sans qu'il soit besoin à cet effet de recourir à une température dépassant de beaucoup celle du corps du sujet.

C'est ainsi que la cire fusible à 62° ne saurait être employée à moins qu'elle n'ait servi à faire un cérat par son mélange à 3 °/o avec l'huile d'amandes douces.

Les suites de cette injection ont été bénignes, sans réaction locale ou générale. On n'aura donc plus à craindre cet engorgement glandulaire qui avait fait laisser dans l'oubli les expériences de Viborg et de Jacubowitz. Déjà ces auteurs avaient entrevu dans leur découverte un moyen curatif pour les cas rebelles de fistules du canal de Sténon. En vain, Callisen, professeur de Copenhague, avait, après eux, repris cette idée et conseillé la ligature du canal quand d'autres moyens auraient échoué; en vain, Zang (1), chirurgien de Vienne l'aurait fortement recommandée d'après un rapport de W. Sprengel. On a toujours reculé et craint les suites d'une inflammation phleg· monneuse de la glande. Ces expériences n'ont jamais trouvé leur vérification clinique, leur application à l'homme.

Que l'injection graisseuse agisse donc par un méca· nisme identique à la ligature, c'est-à-dire en formant un bouchon pour le canal ou qu'elle ait une action purement cellulaire son efficacité est indéniable ; elle se substitue avantageusement à tout procédé offrant quelque danger.

(1) *Gazette des hôpitaux* 1859. (Borel)

Au moment de terminer ce travail, nous apprenons qu'une thèse vient d'être soutenue à Paris, le 10 janvier 1885, sur le « *Traitement des fistules salivaires du canal de Sténon.* »

M. le docteur Coursier y préconise le traitement chirurgical de son maître M. Richelot, pour les fistules du canal. Nous avons examiné plus haut ce procédé, nous n'y reviendrons pas. Mais il est un point où l'auteur, critiquant la communication succincte qui a été faite au *Lyon-Médical*, à la date du 14 décembre 1884, s'exprime ainsi : « nous pensons qu'on ne serait autorisé à les employer (injections atrophiques) que dans le cas spécial où l'on pense avoir affaire à une fistule d'un conduit accessoire de la parotide, ce qui, pour le dire en passant, semble bien difficile à diagnostiquer exactement ; et d'ailleurs, nous croyons que cette variété de fistules parotidiennes sont justiciables, de même que celles de la glande elle-même, de la méthode par occlusion par les moyens que nous avons indiqués. » (1)

En premier lieu, nous répondrons que non seulement il n'est pas difficile de diagnostiquer exactement si l'on est en présence d'une fistule correspondant à un conduit accessoire de la parotide, mais encore que ce diagnostic doit se faire d'une manière exacte. Et pour cela, nous nous contenterons de nous reporter aux propres paroles de l'auteur, à son chapitre diagnostic : « Puis, pour compléter cet examen, tandis le stylet est maintenu dans le canal, on en

(1) Thèse Coursier. Paris 1885.

introduit un second par l'orifice fistuleux et perpendiculairement à la peau ; si la fistule siège sur le conduit excréteur, les deux tiges métalliques devront arriver au contact, ce dont on aura la sensation à la main ; sinon la lésion est propre à la glande parotide. »

En second lieu, nous regrettons de ne pas lui voir expliquer plus longuement l'exclusion qu'il fait, à priori, pour les fistules du canal du nouveau traitement par l'injection atrophique.

L'auteur d'ailleurs semble faire, entre les fistules d'un conduit accessoire et celles de la glande, une distinction tellement subtile qu'elle nous paraît approcher d'une erreur anatomique. Il nous concède pour l'injection atrophique les fistules de la glande seule, que pourtant il « trouve justiciables de la méthode par occlusion. »

Nous objecterons simplement que l'expérience a trop souvent démontré l'insuffisance de cette méthode, et qu'enfin nous ne trouvons guère de procédé d'occlusion plus simple qu'une injection graisseuse.

CONCLUSIONS

1º L'injection graisseuse entraîne l'altération anatomique des éléments cellulaires de la parotide.

2º Elle en arrête la sécrétion.

3º Elle est un procédé de traitement aussi simple qu'efficace pour les fistules de la glande même.

4º Les fistules du canal de Sténon peuvent être guéries par le débridement de son orifice intra-buccal et son cathétérisme quotidien.

5º Une fistule du canal située à sa portion

rétro-massétérine, rebelle aux procédés classiques de traitement, ou considérée comme peu
propice à leur application, pourra être guérie
par une atrophie en masse de la glande, à
l'aide des injections graisseuses.

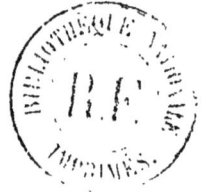

17.967. — Imp. WALTENER ET Cⁱᵉ, rue Belle-Cordière, 14. — Lyon.

www.ingramcontent.com/pod-product-compliance
Lightning Source LLC
Chambersburg PA
CBHW071251200326
41521CB00009B/1722